BEI GRIN MACHT SICH IHR WISSEN BEZAHLT

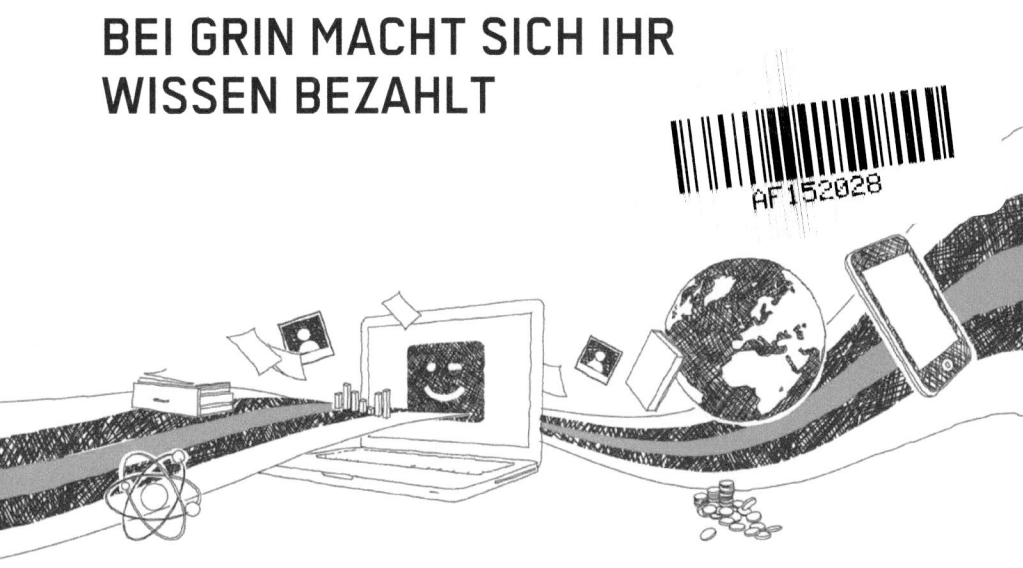

- Wir veröffentlichen Ihre Hausarbeit,
  Bachelor- und Masterarbeit

- Ihr eigenes eBook und Buch -
  weltweit in allen wichtigen Shops

- Verdienen Sie an jedem Verkauf

Jetzt bei www.GRIN.com hochladen und kostenlos publizieren

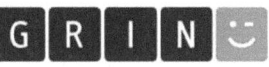

Sylvia Walther

Osteopathie bei Kindern und Jugendlichen mit Asthma bronchiale

Eine systematische Literaturübersicht

GRIN Verlag

Bibliografische Information der Deutschen Nationalbibliothek:

Die Deutsche Bibliothek verzeichnet diese Publikation in der Deutschen National-
bibliografie; detaillierte bibliografische Daten sind im Internet über http://dnb.d-
nb.de/ abrufbar.

Dieses Werk sowie alle darin enthaltenen einzelnen Beiträge und Abbildungen
sind urheberrechtlich geschützt. Jede Verwertung, die nicht ausdrücklich vom
Urheberrechtsschutz zugelassen ist, bedarf der vorherigen Zustimmung des Verla-
ges. Das gilt insbesondere für Vervielfältigungen, Bearbeitungen, Übersetzungen,
Mikroverfilmungen, Auswertungen durch Datenbanken und für die Einspeicherung
und Verarbeitung in elektronische Systeme. Alle Rechte, auch die des auszugsweisen
Nachdrucks, der fotomechanischen Wiedergabe (einschließlich Mikrokopie) sowie
der Auswertung durch Datenbanken oder ähnliche Einrichtungen, vorbehalten.

Impressum:

Copyright © 2013 GRIN Verlag GmbH
Druck und Bindung: Books on Demand GmbH, Norderstedt Germany
ISBN: 978-3-656-49316-7

Dieses Buch bei GRIN:

http://www.grin.com/de/e-book/231138/osteopathie-bei-kindern-und-jugendlichen-
mit-asthma-bronchiale

GRIN - Your knowledge has value

Der GRIN Verlag publiziert seit 1998 wissenschaftliche Arbeiten von Studenten, Hochschullehrern und anderen Akademikern als eBook und gedrucktes Buch. Die Verlagswebsite www.grin.com ist die ideale Plattform zur Veröffentlichung von Hausarbeiten, Abschlussarbeiten, wissenschaftlichen Aufsätzen, Dissertationen und Fachbüchern.

Besuchen Sie uns im Internet:

http://www.grin.com/

http://www.facebook.com/grincom

http://www.twitter.com/grin_com

MARTIN-LUTHER-UNIVERSITÄT HALLE-WITTENBERG

MEDIZINISCHE FAKULTÄT

INSTITUT FÜR GESUNDHEITS- UND

PFLEGEWISSENSCHAFT

Bachelorarbeit

Osteopathie bei Kindern und Jugendlichen mit Asthma bronchiale

Eine systematische Literaturübersicht

von
Sylvia Walther

ABSTRAKT

Hintergrund

Das Asthma bronchiale ist gegenwärtig die häufigste chronische Erkrankung im Kindes- und Jugendalter. Aufgrund einer rezidivierenden Entzündung der Atemwege durch eine Vielzahl von auslösenden Faktoren entstehen die typischen Symptome Husten und Atemnot. Neben der Medikation mit inhalativen Kortikoiden haben nichtmedikamentöse Behandlungsmaßnahmen das Ziel, die Atemnot, den Hustenreiz und die Angst zu reduzieren sowie die Lebensqualität der Patienten zu verbessern. Die Osteopathie sieht insbesondere in der medikamentfreien und sanften Behandlung von Kindern und Jugendlichen ihren Vorteil. Daher stellte sich die Frage, ob osteopathische Behandlungsmaßnahmen eine Verbesserung der Ausatmung zur Folge haben.

Methode

Für die Beantwortung der Frage wurde eine systematische Literaturrecherche in den Datenbanken Medline via PubMed, PEDro sowie Osteopathic Research durchgeführt. Zusätzlich erfolgte eine ausführliche Handsuche in dem Studienkatalog der Akademie für Osteopathie und in der amerikanischen Zeitschrift „The Journal of the American Osteopathic Association". Mithilfe der Ein- und Ausschlusskriterien konnten für die Beantwortung der Frage drei relevanten Studien gefunden werden. Diese wurden hinsichtlich ihrer Glaubwürdigkeit, Aussagekraft und Anwendbarkeit beurteilt.

Ergebnisse

Die Osteopathie zeigt in einer akuten Phase des Asthmas bronchiale keine bedeutsamen Effekte. Im Gegensatz dazu konnten osteopathische Behandlungsmaßnahmen in der langfristigen Behandlung insbesondere in der Verbesserung der Ausatmung, in der Reduktion der nächtlichen Symptomatik sowie in der Erhöhung der Lebensqualität signifikante Ergebnisse nachweisen.

Schussfolgerung

Aufgrund der Schwächen einzelner Studien kann keine allgemeingültige Aussage über osteopathischer Behandlungsmaßnahmen in der Asthma-Therapie bei Kindern und Jugendlichen getroffen werden. Dennoch besteht die Möglichkeit, die signifikanten Ergebnisse für Folgestudien zu nutzen, um die Osteopathie in den evidenzbasierten therapeutischen Entscheidungsprozess zu implementieren.

INHALTSVERZEICHNIS

Eidesstattliche Erklärung

Hiermit versichere ich, dass ich die vorliegende Arbeit selbstständig und ohne unerlaubte Hilfe angefertigt und andere als die in der Arbeit angegebenen Hilfsmittel nicht benutzt habe. Alle Stellen, die wörtlich oder sinngemäß aus anderen Schriften (einschließlich elektronischer Quellen) entnommen sind, habe ich als solche kenntlich gemacht. Ich versichere außerdem, dass die vorliegende Arbeit noch nicht in gleicher Form oder auszugsweise im Rahmen einer anderen Prüfung oder als Modulleistung vorgelegt wurde.

_____

Ort, Datum, Unterschrift

ABKÜRZUNGSVERZEICHNIS

Abb.	Abbildung
AFO	Akademie für Osteopathie
AOK	Allgemeine Ortskrankenkasse
AWMF	Arbeitsgemeinschaft der Wissenschaftlichen Medizinischen Fachgesellschaften
AZV	Atemzugvolumen
ÄZQ	Ärztliches Zentrum für Qualität in der Medizin
BAO	Bundesarbeitsgemeinschaft Osteopathie e.V.
Bvo	Bundesverband Osteopathie e.V.
BZgA	Bundeszentrale für gesundheitliche Aufklärung
CAM	Complementary and Alternative Medicine
CO_2	Kohlendioxid
D. O.	Doctor of Osteopathy
FEV1	Einsekundenkapazität
FVC	Forcierte Vitalkapazität
GEK	Gmünder Ersatzkasse
IG	Interventionsgruppe
IgE	Immunglobulin-E
IRV	Inspiratorisches Reservevolumen
JAOA	The Journal of the American Osteopathic Association
KG	Kontrollgruppe
n	Anzahl
NY	New York
O_2	Sauerstoff
p-Wert	Signifikanzwert
PAQLQ	Pediatric Asthma Quality of Life Questionnaire
PEF	Peak Exspiratory Flow, exspiratorischer Spitzenfluss
pO_2	Sauerstoff-Partialdruck
pCO_2	Kohlendioxid-Partialdruck
T	Zeitpunkt
VK	Vitalkapazität
WPO	Weiterbildungs- und Prüfungsordnung

ABBILDUNGSVERZEICHNIS

TABELLENVERZEICHNIS

1. EINLEITUNG

Das Handeln und Denken in unserem Gesundheitssystem ist durch eine pathogenetische Sichtweise geprägt. Dementsprechend stehen Beschwerden, Symptome sowie Schmerzen im Fokus der Betrachtung und alle Anstrengungen des medizinischen Systems richten sich auf die Diagnose und die Beseitigung der Erkrankung (vgl. Bundeszentrale für gesundheitliche Aufklärung (BZgA), 2001, S. 14).

Aufgrund der verstärkten Technisierung verzeichnete die Schulmedizin in den vergangenen Jahrzehnten beeindruckende Erfolge in der Therapie und Diagnostik zahlreicher Erkrankungen. Jedoch wird die sogenannte Apparatemedizin zunehmend kritisiert. Die Vorwürfe der primären Orientierung an den Symptomen, die Vernachlässigung der Ganzheitlichkeit des Menschen sowie der Kostenanstieg gesundheitlicher Versorgungssysteme verstärken sich zunehmend (vgl. BZgA, 2001, S. 14).

Aus diesem Grund konnte in den letzten zwei Jahrzehnten ein steigendes Interesse der Bevölkerung an alternativen Behandlungsmethoden beobachtet werden (vgl. Gruber, 2004, S. 395).

Inzwischen greifen fast 60% der Bevölkerung auf unkonventionelle Behandlungsverfahren zurück (vgl. Spielberg, 2007). Die Aufwendungen pro Jahr lassen sich auf rund neun Milliarden Euro schätzen. Davon werden fünf Milliarden Euro von den Patienten selbst getragen und vier Milliarden Euro von den Krankenkassen erstattet (vgl. Spielberg, 2007).

Insbesondere Menschen, die an Asthma und Allergien leiden, nehmen komplementärmedizinische Therapiemaßnahmen in Anspruch (vgl. Ärztliches Zentrum für Qualität in der Medizin (ÄZQ), 2010, S. 74).

Das Asthma bronchiale gilt gegenwärtig als die häufigste chronische Erkrankung im Kindes- und Jugendalter. Schätzungen zufolge sind zwei Millionen Menschen unter 18 Jahren betroffen (vgl. BZgA, 2009, S. 17).

Aufgrund einer chronischen Entzündung der Atemwege, verursacht durch eine Vielzahl von auslösenden Faktoren, entstehen die typischen Symptome Husten und Atemnot. Infolge einer Überempfindlichkeit der Bronchien sowie einer Einengung der Atemwege durch Anschwellung der Schleimhäute sowie Absonderung von zähem Schleim wird während einer Asthmaattacke insbesondere die Ausatmung behindert (vgl. Müller, 2008, S. 81).

Das Leben pädiatrischer Asthma – Patienten[1] kennzeichnet sich zum einen durch symptomfreie Phasen und zum anderen durch solche, in denen die Asthmaattacken häufiger auftreten. Die Schulmedizin empfiehlt neben der Vermeidung der auslösenden Faktoren bei Bedarf oder auf Dauer die Einnahme von kortikoiden Medikamenten (vgl. Müller, 2008, S. 82).

In der medikamentenfreien Behandlung sieht die Osteopathie insbesondere bei der Therapie von Kindern ihren Vorteil (vgl. Müller, 2008, S. 102). Dabei erhebt die Osteopathie nicht den Anspruch, Asthma zu heilen, sondern eine Linderung der Beschwerden sowie eine Erhöhung der Abstände zwischen den Asthmaanfällen durch osteopathische Behandlungen des Brustkorbes, der Halswirbelsäule, der Lendenbeckenregion und des Kopfes zu erzielen (vgl. Müller, 2008, S. 82).

Aktuell bieten Krankenkassen, über den allgemeingültigen Leistungskatalog hinaus, Zusatzleistungen an, um explizit auf die Wünsche und Bedürfnisse versicherter Mitglieder eingehen zu können und sich wettbewerblich abzugrenzen (vgl. Preusker, 2010, S. 392). Neben der AOK Plus wirbt auch derzeitig die Barmer GEK medienwirksam mit einer Kostenübernahme osteopathischer Behandlungen und verstärkt die Diskussion über den Nutzen der Osteopathie.

Die vorgelegte Bachelorarbeit als systematische Übersichtsarbeit hat zum Ziel, durch Literaturrecherche und Studienanalyse die Wirksamkeit osteopathischer Behandlungsverfahren bei Kindern mit Asthma bronchiale zu beurteilen.

---

[1] In der vorliegenden Arbeit wurde auf die zusätzliche Angabe der weiblichen Person verzichtet. Es sind dennoch immer beide Geschlechter gemeint.

2

2. THEORETISCHER RAHMEN

2.1 Komplementärmedizin

„Die Medizin ist ein Wissenschaftsbereich und eine praktische Tätigkeit, die auf Erhaltung und Stärkung der Gesundheit der Menschen, auf Krankheitsprophylaxe und Therapie ausgerichtet ist." (Teverovski, 2006, S. 60)

Die gegenwärtige Entwicklung der Medizin ist gekennzeichnet durch ein kompliziertes und verzweigtes Wissensgebiet, bedingt durch unterschiedliche medizinische Wissenschaften mit eigenen Fachbereichen, Untersuchungsmethoden und Therapieansätzen (vgl. Teverovski, 2006, S. 60).

Im Allgemeinen kann eine Unterteilung in Schul- und Alternativmedizin vorgenommen werden. In der Abgrenzung zur Alternativmedizin basiert die **Schulmedizin** auf ärztlichen Erkenntnissen infolge des wissenschaftlich-technischen Fortschritts. Auf der Grundlage durchgeführter Experimente überprüft die Schulmedizin empirische Kenntnisse und philosophische Ideen und entwickelt mittels erhobener Daten wissenschaftlich begründete Konzeptionen, Hypothesen und Theorien (vgl. Teverovski, 2006, S. 60).

Eine einheitliche Definition für Alternativmedizin ist derzeit nicht existent. In der Literatur, in den Medien und in der Bevölkerung werden unterschiedliche Begriffe, wie beispielsweise Erfahrungsmedizin, holistische Medizin, Ganzheitsmedizin, Naturheilverfahren usw. verwendet, allerdings scheinen sich die Bezeichnungen **Komplementärmedizin oder Komplementär- und Alternativmedizin** (Complementary and Alternative Medicine: CAM) durchzusetzen (Hermanns, Filler & Roscher, 2007, S. 242).

„Komplementärmedizin steht als Sammelbegriff für eine Vielzahl traditioneller Diagnose- und Therapieformen unterschiedlicher, nicht akademischer Herkunft auf materiell-stofflicher oder philosophisch-geistiger Grundlage. Die Verfahren werden vom Patienten selbst, von Ärzten oder anderen Berufsgruppen durchgeführt. Es wird in der Regel ein patientenorientierter, ganzheitlicher Ansatz verfolgt." (Jobst, Joost, Ernst, 2012, S. 124)

Zu dem Bereich der komplementären Medizin zählen unter anderem Akupunktur, Akupressur, Homöopathie und Osteopathie (vgl. Spranger & Hommel, 2009, S. 445).

Eine Grundlagenforschung über alternative Behandlungsmethoden von chronisch kranken Kindern in Deutschland lässt sich derzeit nur in Einzelstudien finden. In einer deskriptiven Untersuchung an der Universitätskinderklinik Homburg/Saar wurden die Gründe für eine Inanspruchnahme komplementärmedizinischer Verfahren bei chronisch kranken Kindern analysiert (vgl. Schmitt, 2008, S. 13). Diese zeigte, dass auf der Suche nach einer bestmöglichen Behandlung für ihr Kind Eltern insbesondere auf die Stärkung des Immunsystems sowie auf die Erreichung der körperlichen Stabilität des Kindes achten (vgl. Schmitt, 2008, S. 54).

Die soziodemografische Analyse von Groenewold an dem Institut für Sozialmedizin der Universität zu Lübeck zeigte eine höhere Inanspruchnahme komplementärmedizinischer Behandlungsverfahren bei Kindern, deren Eltern ebenfalls Nutzer solcher Verfahren waren. Zusätzlich wurde in dieser Studie ein linearer Zusammenhang zwischen der Schulausbildung der Eltern und der Nutzung alternativer Verfahren beobachtet. So waren Eltern mit höherer Schulausbildung komplementärmedizinischer Behandlungsmethoden auch bezüglich ihre Kindern aufgeschlossener (vgl. Groenewold, 2006, S. 56).

2.2 Asthma bronchiale

2.2.1 Grundlagen

Für einen ungehinderten Gasaustausch in den Alveolen müssen die Teilfunktionen der Lunge, bestehend aus Ventilation (Belüftung), Perfusion (Durchblutung) und Diffusion, optimal aufeinander abgestimmt werden (vgl. Schmidt, 2013, S. 339). Entsteht eine Inhomogenität zwischen Perfusion und Ventilation durch Absinken des arteriellen O^2-Partialdruckes mit gleichzeitiger Zunahme des arteriellen CO^2- Partialdruckes spricht man von einer Ventilationsstörung (vgl. Zalpour, 2002, S. 437).

„Eine Ventilationsstörung durch Erhöhung der Strömungswiderstände in den Atemwegen wird obstruktive Ventilationsstörung genannt." (Buddecke & Fischer, 1992, S. 389)

Zu den bedeutendsten obstruktiven Ventilationsstörungen, bei denen infolge der erhöhten Widerstände insbesondere die **Ausatmung** erschwert ist, zählt neben der chronischen Bronchitis das Asthma bronchiale (vgl. Zalpour, 2002, S. 437).

2.2.2 Definition

Die Arbeitsgemeinschaft der Wissenschaftlichen Medizinischen Fachgesellschaften (AWMF) definiert in der S2- Leitlinie für Pädiatrische Pneumologie (2005) das Asthma bronchiale als eine „entzündliche Erkrankung der Atemwege mit bronchialer Hyperreaktivität und variabler Atemwegsobstruktion, welche meist im Zusammenhang mit einer atopischen Disposition steht." (AWMF, 2005, S. 1) Dabei können die Beschwerden durch virale Infektionen, körperliche Aktivitäten, spezifische Inhalationsreize (kalte Luft, Zigarettenrauch) und Allergene ausgelöst werden (vgl. AWMF, 2005, S. 1). Die Folgen sind eine Hyper-/Dyskrinie, eine Verkrampfung der bronchialen Muskulatur, eine Schleimhautschwellung und unter Umständen ein Remodeling (fehlerhafter Umbau der Lungenstruktur) (vgl. Berdel, 2007, S. 231).

2.2.3 Epidemiologie

Die Bundeszentrale für gesundheitliche Aufklärung (BZgA) versteht das Asthma bronchiale als die häufigste chronische Erkrankung im Kindesalter. Schätzungen zufolge sind zwei Millionen Menschen unter 18 Jahren betroffen (vgl. BZgA, 2009, S. 17).

2.2.4 Asthmaformen

Bei der Entwicklung des **allergischen Asthmas** im Kindes- und Jugendalter ist der stärkste prädisponierende Faktor die Allergie. Das internistische oder auch **nichtallergische Asthma** entsteht vorrangig aufgrund einer Infektion der Atemwege. Bei dieser Form können keine Allergien beziehungsweise Immunglobulin- E- (IgE-) Antikörper gegen Umweltallergene nachgewiesen werden. Infolge infektbedingter, rezidivierender, obstruktiver Ventilationsstörungen kann sich bei Kindern und Säuglingen eine **Mischform** des internistischen und allergischen Asthmas manifestieren (vgl. AWMF, 2011, S. 9).

2.2.5 Symptome

Die Leitsymptome des Asthmas bronchiale sind Atemnot mit Giemen, Kurzatmigkeit und Husten. In einigen Fällen zeigt sich ein persistierender, meist trockener, oft nächtlicher Husten oder eine Überblähung der Lunge mit vergrößertem Thorax-Tiefendurchmesser (vgl. AWMF, 2005, S. 1).

2.2.6 Diagnostik

Zur Sicherung der Diagnose erfolgt eine ausführliche Anamnese bezüglich der auslösenden Faktoren (Allergenexposition, Atemwegsinfektionen), der Beschwerden sowie der Risikofaktoren (genetische Dispositionen) (vgl. AWMF, 2011, S. 12). Zusätzlich werden körperliche Untersuchungen und objektive Messungen durchgeführt. Eine Lungenfunktionsprüfung zur Diagnose eines Asthmas bronchiale wird in erster Linie über die Spirometrie nachgewiesen. Diese dient zur Darstellung des statistischen und dynamischen Lungenvolumens (vgl. Schmidt, 2013, S. 346). Aufgrund des mitarbeiterabhängigen Verfahrens empfiehlt die AWMF, zusätzlich weniger subjektiv geprägte Methoden hinzuzuziehen, wie zum Beispiel die Bodyplethysmografie (vgl. AWMF, 2011, S. 12).

Das wichtigste Messinstrument zur Einschätzung eines Therapieerfolges sowie zur Verlaufskontrolle ist der **Peak-Expiratory-Flow-Meter**. Dabei gibt der Peak-flow-Wert den maximalen Atemfluss bei einer forcierten Ausatmung nach einer maximal Einatmung an (vgl. Gruber, 2004, S. 180). Der Vorteil dieses Messinstrumentes liegt in der unmittelbaren Erfassung einer Obstruktion im häuslichen Umfeld sowie in der preisgünstigen Anschaffung. Der Nachteil besteht in der Subjektivität, Manipulation und Geräteabhängigkeit der Messwerte, sodass eine sorgfältige Anleitung des Patienten in der Anwendung notwendig ist (vgl. AWMF, 2011, S. 79).

Die häufigste Ursache von Asthma sind Allergien. Deshalb sollte in allen Altersgruppen eine allergologische Stufendiagnostik durchgeführt werden. Diese beinhaltet zum einen eine Allergieanamnese und zum anderen einen Nachweis allergenspezifischer, Immunglobulin- E- (IgE-) vermittelter Sensibilisierung (vgl. AWMF, 2011, S. 1).

2.2.7 Schweregrade

Das Asthma bronchiale kann in vier Schweregrade unterteilt werden. Diese Einteilung ist nur bei der Erstbegutachtung des Patienten sinnvoll. Da unterschiedliche Faktoren (Jahreszeit, Lebensumstände) zusätzlich den Schweregrad beeinflussen, hat sich diese Einteilung für eine Verlaufskontrolle nicht bewährt (vgl. AWMF, 2011, S. 87).

- Grad I (intermittierend)   - intermittierender Husten, leichte Atemnot

                                            symptomfreie Intervalle > 2 Monate

- Grad II (gering persistierend)   - symptomfreie Intervalle < 2 Monaten

- Grad III (mittelgradig persistierend)   - Symptome treten an mehreren Tagen der

                                            Woche und auch nachts auf

- Grad IV (schwergradig persistierend)   - Symptome täglich und nachts

(modifiziert nach AWMF, 2011, S. 87)

2.2.8 Therapie

Im Vordergrund der Asthmabehandlung steht die Pharmakotherapie, wobei die medikamentöse Behandlung regelmäßig durch nichtmedikamentöse Therapiemaßnahmen zu ergänzen ist (vgl. AWMF, 2011, S. 17).

Die **Pharmakotherapie** unterteilt die Medikamente in Bedarfstherapeutika und Langzeittherapeutika mit dem Ziel, asthmatische Entzündungen zu hemmen und die bronchiale Hyperreagibilität und Atemwegsobstruktion zu mindern (vgl. AWMF, 2011, S. 17).

Zu den Bedarfstherapeutika zählen inhalative raschwirkende Beta-2-Sympathomimetika (Fenoterol, Formoterol, Salbutamol, Terbutalin). Die Langzeittherapeutika bestehen aus inhalativen Corticosteroiden und inhalativen langwirkenden Beta-2-Sympathomimetika (vgl. AWMF, 2011, S. 18).

Zu den **nichtmedikamentösen Therapiemaßnahmen** gehören insbesondere bei Kindern und Jugendlichen eine familienbezogene Patientenschulung, ein körperliches Training zur Verringerung der Asthmasymptomatik, eine physiotherapeutische Atemtherapie, eine passive wie auch aktive Tabakentwöhnung, eine therapeutische psychosoziale Therapiemaßnahme und eine Gewichtskontrolle (vgl. AWMF, 2011, S. 34 – 35). Die Arbeitsgemeinschaft der Wissenschaftlichen Medizinischen Fachgesellschaften trifft in ihrer gegenwärtigen nationalen Versorgungsleitlinie für das Asthma bronchiale aufgrund unzureichender beziehungsweise fehlender Wirksamkeitsnachweise keine gesicherten Aussagen über **komplementärmedizinische Therapiemaßnahmen** (vgl. AWMF, 2011, S. 177).

2.3 Osteopathie

2.3.1 Begriffsbestimmung

Die Osteopathie wird definiert als „ein manuelles Diagnose- und Therapieverfahren, das von der Einheitlichkeit des Organismus ausgeht. Die physiologische Beweglichkeit aller Strukturen untereinander ist unabdingbare Voraussetzung für die Gesundheit des Organismus." (Preuße & Roemer, 2010, S. 153)

Die **Ziele** osteopathischer Behandlungen sind, Bewegungseinschränkungen in der Struktur und Funktion zu korrigieren, um die psychische und physische Gesundheit wiederherzustellen. Aus diesem Grund werden strukturelle Störungen und Mobilitätseinschränkungen sowie deren Auswirkung mittels klinischer und osteopathischer Untersuchungsmethoden diagnostiziert, Dysfunktionsmuster identifiziert und durch sanfte manuelle Techniken, entsprechend den individuellen Bedürfnissen des Patienten, korrigiert. Die Voraussetzung osteopathischen Arbeitens sind umfassende Kenntnisse der Anatomie, Physiologie, Pathologie und eine perfektionierte Palpationsfertigkeit (vgl. Kyrer & Populorum, 2008, S. 171).

Das **Wirkungsfeld** der Osteopathie umfasst „alle Einrichtungen der ambulanten und stationären Krankenversorgung, der Rehabilitation und des Kurwesens sowie alle Einrichtungen der Gesundheitsvorsorge und -erziehung, des Sportbereichs sowie Geburtshäuser und Hospizeinrichtungen" (BAO (Bundesarbeitsgemeinschaft Osteopathie e.V.) & bvo (Bundesverband Osteopathie e.V.), 2012, S. 8).

Die **Grundbegriffe** werden in der Osteopathie wie folgt verstanden:

- Gesundheit
  - Gleichgewicht, harmonischer Zustand
  - abhängig vom normalen Fließen der Körperflüssigkeiten und Nervenaktivität
- Krankheit
  - grundlegende multifaktorielle Ursachen
  - Flussbehinderung der Körperflüssigkeiten und Nervenaktivität
  - Umwelt, Verhalten, soziale und mentale Faktoren können zu der Entstehung von Krankheiten beitragen
- Patientenfürsorge
  - Beseitigung mechanischer Behinderungen und Berücksichtigung psychischer, mentaler und sozialer Faktoren

(modifiziert nach Hermanns, 2013, S. 6)

Die **Entwicklung der Osteopathie** wurde maßgeblich durch ihren Begründer Andrew Taylor Still geprägt und darüber hinaus durch namhafte Wegbereiter, unter anderem John Martin Littlejohn, William Garner Sutherland und Jean-Pierre Barral, weiterentwickelt und ergänzt.

Als Gegner der damaligen vorherrschenden heroischen Schulmedizin (Quecksilberchloridgabe und Aderlass) begab sich der amerikanische Arzt **Andrew Taylor Still** (1828 – 1917) auf die Suche nach einer neuen Heilmethode (vgl. Newiger, 2005, S. 16). Nach einem jahrelangen Selbststudium der funktionellen Anatomie und Physiologie erkannte er, dass die Funktionen des menschlichen Körpers erheblich vom Fließen der Körperflüssigkeiten abhingen und dass ein kausaler Zusammenhang zwischen anatomischer Fehlstellung, Flussbehinderung und Krankheit bestand (vgl. Hartmann, 2009, S. 2 ff.).

Die Grundlage seiner entwickelten Technik war eine Manipulation (Technik zur Lösung von Blockaden) der Knochen (griechisch: osteon) durch leichten Druck. Aufgrund der korrekten Positionierung kommt es zur Lösung von Zufluss- und Abflussstörungen. Diese Freisetzung aktiviert den Körper zur Selbstregulation, welches dem Leid (griechisch: pathos) entgegenwirkt. So gab Still seinem Konzept 1874 den Namen Osteopathie (vgl. Hartmann, 2009, S. 3).

2.3.2 Teilgebiet der Osteopathie

Obwohl sich die Osteopathie entsprechend ihren Zielstrukturen in folgende Teilgebiete charakterisieren lässt, werden diese für Diagnostik und Therapie nicht getrennt voneinander betrachtet (vgl. Bültmann, 2012, S. 23).

Der Fokus der **parietalen Osteopathie** liegt auf der Untersuchung und der Korrektur von Störungen des Bewegungsapparates (Knochen, Muskeln, Faszien und Gelenke). Zur Herstellung des physiologischen Gleichgewichtes benutzt der Osteopath gezielte Handgriffe und Impulse, um Bewegungseinschränkungen und Schmerzen zu beheben (vgl. Preuße & Römer, 2010, S. 154).

Die Verbreitung der Osteopathie in Europa und die Weiterentwicklung des parietalen Konzeptes wurden maßgeblich durch den in England geborenen John Martin Littlejohn (1866 – 1947) geprägt (vgl. Maasen, 2011, S. 2). Littlejohns Forschung konzentrierte sich auf die Biomechanik der Wirbelsäule. Er begriff, dass die Wirbelsäule in ihrer Funktionalität, Mechanik und Globalität als Einheit auf innere und äußere Einflüsse reagiert und bei der Entstehung von Krankheiten eine entscheidende Rolle spielt (vgl. Richter & Hebgen, 2011, S. 58).

Littlejohn entwickelte eine Behandlungstechnik, die das Gewebe um die Dysfunktion bei Korrektur der Wirbelsäule mit einbezog (vgl. Bültmann, 2012, S. 5).

Zurückzuführen ist die **viszerale Osteopathie** auf den Franzosen Jean-Pierre Barral. Er analysierte zusammen mit Jacques Weischenck die osteopathische Diagnostik und Behandlung von Organen (vgl. Hermanns, 2013, S. 16). Barral erkannte, dass gestörte Bewegungen im Viszerum zu Funktionsstörungen führen, welche sich durch Palpation und Bewegungstests aufspüren lassen. Sein viszerales Behandlungskonzept ist in Europa weit verbreitet und orientiert sich an der Bewegungsphysiologie von Organen (vgl. Bültmann, 2012, S. 6).

Spannungsveränderungen in der Eigendynamik (Motilität), im Befestigungssystem sowie in der Bewegung der Organe zueinander (Mobilität) werden durch den Osteopathen palpiert und mit verschiedenen Mobilisations- und Motilitätstechniken behandelt (vgl. Könneker & Reiter, 2010, S. 10).

Begründet wurde die **kraniosakrale Osteopathie** durch William Garner Sutherland (1873 – 1954). Aufgrund einer intensiven Erforschung des Schädelknochens kam er zu der Überzeugung, dass die Gelenkflächen des Schädels Bewegungen zulassen und dass diese Bewegungen durch die intrakraniellen Membranen koordiniert werden (vgl. Liem, 2010, S. 9 – 10).

Sutherland entwickelte daraufhin Behandlungstechniken zur Mobilisation von Suturen, Schädelbasis und Kreuzbein. Somit entstand die kraniosakrale Therapie, welche bis heute ihre Gültigkeit besitzt (vgl. Bültmann, 2012, S. 6).

Die kraniosakrale Osteopathie befasst sich mit Untersuchung und Korrektur aller Knochen und Gelenke im Bereich des Schädels, der Iliosakralgelenke und der Wirbelsäule. Ziel ist die Wiederherstellung der physiologischen Beweglichkeit und des kraniosakralen Rhythmus (vgl. Könneker & Reiter, 2010, S. 10).

2.3.4 Prinzipien der Osteopathie

Die folgenden Prinzipien der osteopathischen Vorgehensweisen dienen zur Aufrechterhaltung der Gesundheit (vgl. BAO & bvo, 2012, S. 3).

Das **Prinzip der Struktur** geht davon aus, dass jede Struktur des menschlichen Organismus eine explizite Funktion erfüllt. Das heißt, dass die Struktur die Funktion bestimmt. Im Umkehrschluss bestimmt aber auch die Funktion die Struktur (vgl. Dobler & Liem, 2013, S. 8). Diese Wechselbeziehung wird an einem Beispiel verdeutlicht. Vereinfacht ermöglicht eine intakte pulmonale Struktur (Lungenflügel, Lungenlappen, Bronchien, Pleura, Pleurablätter, Alveolen) eine physiologische Atmung (Funktion). Bei einer Erkrankung der Lunge, wie zum Beispiel beim Asthma bronchiale, führt die Entzündung der Bronchialstruktur zu einer verminderten Ausatmung (Funktion). Die Folge einer langfristigen Ausatmungsstörung ist eine Überblähung der Lunge (Struktur) (vgl. Kleinmann, 2006, S. 96).

Das **Prinzip der Bewegung** besagt, dass jede Struktur im menschlichen Organismus, ob willkürlich oder unwillkürlich gesteuert, sich bewegt. Das heißt, dass die Funktionen der Struktur sich in Form von Bewegung zeigen und Funktionsstörungen zu einer Veränderung dieser Bewegung führen (vgl. Gillmont & Newinger, 2002, S. 24). Der Osteopath bewertet das Ausmaß und die Qualität der Bewegung und analysiert die Bewegungseinschränkung. Mit einer geschulten Hand ertastet er den Bewegungsmangel, die veränderte Konsistenz der Gewebe, den eingeschränkten Rhythmus und behandelt wiederum durch Bewegung (vgl. Langer, 2013, S. 24).

Unter dem **Prinzip der Ganzheitlichkeit** versteht die Osteopathie alle Teile des physischen Körpers, den Geist und die Seele als miteinander verbunden. Dabei werden sie durch eine dynamische Wechselwirkung zueinander und durch ihr Zusammenspiel bestimmt. Im gesunden sowie im kranken Zustand sind alle Zellen, Gewebe und Organe als Einheit anzusehen. Störungen wirken nicht nur auf Struktur und Funktion einzelner Muskeln, Knochen, Faszien und Organe, sondern beeinflussen den gesamten Organismus (vgl. Liem & Dobler, 2013, S. 6).

Das **Prinzip der Selbstregulation** besagt, dass der Körper stets bestrebt ist, Abwehr- und Autoregulationsmechanismen mithilfe des Immunsystems, des endokrinen Systems, des autonomen Nervensystems und anderer Regulationsmechanismen zu koordinieren (vgl. Meert, 2003, S. 7). Für eine ungehinderte Wirkungsweise muss sich der Körper im Gleichgewicht befinden, um Störungen aus eigener Kraft zu kompensieren (vgl. Tempelhof, 2008, S. 18). Sind Abwehr und Selbstheilungskräfte gehindert, können Symptome oder Krankheiten entstehen.

11

2.3.5 Grenzen der Osteopathie

Können Selbstregulation und Regeneration des Organismus veränderte oder zerstörte Körperstrukturen nicht mehr kompensieren, sind die Grenzen der Osteopathie erreicht (vgl. Tempelhof, 2008, S. 31). Lebensbedrohliche, schwere, akute und psychische Erkrankungen sowie Brüche, Verbrennungen und Wunden bedürfen der Versorgung durch zuständige Fachärzte. Strukturelle Veränderungen bedingen aber zumeist funktionelle Störungen, welche begleitend vom Osteopathen behandelt werden können (vgl. Newiger & Beinborn, 2005, S. 29).

2.3.6 Akzeptanz und Forschungsstand

In den USA hat sich die Osteopathie etabliert. Für eine Graduierung zum „ Doctor of Osteopathy (D. O.)" ist eine umfassende medizinische Ausbildung an einer Universität notwendig. Ärzte können aufgrund einer Zusatzqualifikation als Osteopath praktizieren. Die osteopathische Akademisierung ist dem klassischen Medizinstudium gleichgestellt und seit 1972 in allen Staaten Amerikas anerkannt. Aufgrund ihrer aktuellen Stellung beschäftigen sich osteopathische Universitäten mit der Gesamtbreite der klinischen Grundlagenforschung (vgl. Resch, 2007, S. 4).

Über England und Frankreich gelangte die Osteopathie in den 50er-Jahren des letzten Jahrhunderts nach **Europa**. Insbesondere in den Niederlanden, der Schweiz, Belgien, Österreich und Deutschland gewinnt sie stetig an Bedeutung. Vor allem in der Schweiz und in Großbritannien sind osteopathische Behandlungen in den Leistungskatalogen des Gesundheitswesens aufgenommen und abrechenbar (vgl. Bültmann, 2012, S. 8).

Aufgrund einer nichtärztlichen Osteopathie und trotz der langjährigen Tradition wird die Forschung in England im Rahmen von Diplomarbeiten realisiert. Die bislang kaum klinisch kontrollierten Studien veröffentlicht die elektronische Datenbank Osteopathic Research (vgl. Resch, 2007, S. 4).

Die **Osteopathie in Deutschland** sieht sich als Behandlungsform mit mehreren Problemen konfrontiert. Zwar findet die Osteopathie immer mehr Anerkennung, jedoch existieren weder gesetzlich geregelte Ausbildungsstandards noch die Berufsbezeichnung Osteopath.

Eine Ausnahme ist das Bundesland Hessen. Die WPO – Osteo (Verordnung einer Weiterbildungs- und Prüfungsordnung im Bereich der Osteopathie) regelt seit dem 4. November 2008 die Weiterbildung in der Osteopathie. Diese umfasst 1.350 praktische und theoretische Unterrichtsstunden in acht unterschiedlichen Teilgebieten. Zur

Teilnahme berechtigt sind Ärzte, Heilpraktiker, Physiotherapeuten, Masseure und medizinische Bademeister, wobei die beiden letzten Berufsgruppen eine Zusatzausbildung in Manueller Therapie nachweisen müssen. Mit bestandener Prüfung dürfen die Absolventen die Weiterbildungsbezeichnung „Osteopath" (D. O.) führen (vgl. Bültmann, 2012, S. 8).

Dennoch ist Osteopathie in Deutschland kein eigenständiger Beruf. Rechtlich gesehen dürfen nur Ärzte und Heilpraktiker die Osteopathie ausüben, während Physiotherapeuten, Masseure und medizinische Bademeister zu deren Anwendung eine Verordnung (Privatrezept) von einem Arzt oder Heilpraktiker benötigen (vgl. Newiger & Beinborn, 2005, S. 151).

Organisiert wird die osteopathische Forschung in Deutschland über die Akademie für Osteopathie (AFO). Diese verwaltet und veröffentlicht wissenschaftliche Arbeiten zur Erlangung des Zusatzes D. O. (vgl. Hebgen, 2009, S. 4). Klinische Fallstudien werden aufgrund der finanziellen Belastung der Forscher limitiert (vgl. Rech, 2007, S. 5).

2.3.7 Gesundheitsmodell der Osteopathie

„Die jeweiligen Definitionen von Gesundheit und Krankheit haben einen bedeutenden Einfluss darauf, welche Mittel angemessen und notwendig für die Wiederherstellung, für den Erhalt und die Förderung von Gesundheit angesehen werden" (BZgA, 2001, S. 15).

„Die Osteopathie betrachtet die Ganzheit des Menschen in ihrer somato-viszeral-psychischen Einheit und Wirkungsweise" (Dobler & Liem, 2013, S. 5) und folgt mit ihrem Modell der Gesundheit einer biopsychosozialen Denkweise. Diese ist mit der Annahme verbunden, dass neben den physischen Gegebenheiten auch psychische und soziale Faktoren bei der Krankheitsentstehung sowie im Krankheitsverlauf eine bedeutende Rolle spielen (vgl. BZgA, 2001, S. 17). Gerade bei asthmatische Kindern ist eine umfassende Betrachtung aller möglich auslösenden Faktoren entscheiden für eine erfolgreiche Therapie.

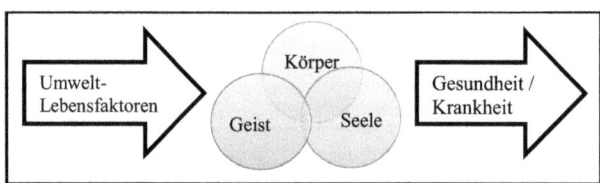

Abb.1: Gesundheitsmodell der Osteopathie
(modifiziert nach Dobler & Liem, 2013, S. 6)

3. FRAGESTELLUNG UND HYPOTHESE

Wie im theoretischen Rahmen beschrieben, ist das Asthma bronchiale die häufigste chronische Erkrankung von Kindern und Jugendlichen und durch eine chronische Entzündung der Atemwege charakterisiert.

Infolge einer Überempfindlichkeit der Bronchien sowie einer Einengung der Atemwege durch Anschwellung der Schleimhäute sowie Absonderung von zähem Schleim wird während einer Asthmaattacke insbesondere die Ausatmung behindert (vgl. Müller, 2008, S. 81).

Neben der medikamentösen Therapie haben nichtmedikamentöse Behandlungsmaßnahmen, wie schon erwähnt, das Ziel, die Atemnot, den Hustenreiz und die Angst zu reduzieren sowie die Lebensqualität der Patienten zu verbessern (vgl. AWMF, 2011, S. 46). Zu diesem Zweck wird insbesondere die Physiotherapie in Anspruch genommen, wobei der Empfehlungsgrad in der nationalen Versorgungsleitlinie offenbleibt (vgl. AWMF, 2011, S. 15).

Über komplementärmedizinische Therapiemaßnahmen trifft die AWMF aufgrund unzureichender beziehungsweise fehlender Wirksamkeitsnachweise keine gesicherten Aussagen. Auch wurden osteopathische Behandlungsmethoden in die Bewertung nicht eingeschlossen (vgl. AWMF, 2011, S. 63).

Studien belegen hauptsächlich eine Wirksamkeit der Osteopathie in der Therapie von Kreuzschmerzen (vgl. Licciardone, Brimhall & King, 2005).

Hinsichtlich der Prinzipien und Teilgebiete (parietal, viszeral, kraniosakral), welche prinzipiell nur aus didaktischen Gründen getrennt betrachtet werden, sind nicht nur Störungen im Bewegungsapparat, sondern auch Organerkrankungen therapierbar.

Daher stellte sich die Frage, ob auch die Lunge mit osteopathischen Behandlungstechniken erfolgreich therapiert werden kann.

Im Hinblick auf die gestörte Ausatmung ergab sich unter Verwendung des PIKE-Schemas (vgl. Behrens & Langer, 2010, S. 125) die folgende Frage: „**Führen osteopathische Behandlungstechniken bei Kindern und Jugendlichen mit Asthma bronchiale zu einer Verbesserung der Ausatmung?**"

Aus den theoretischen Grundlagen abgeleitet, resultierte die Hypothese: Osteopathische Behandlungstechniken haben eine positive Wirkung auf die Ausatmungsleistung bei Kindern und Jugendlichen mit Asthma bronchiale.

4. STUDIENDESIGN UND METHODE

4.1 Studiendesign

Zur Ermittlung des aktuellen und objektiven Forschungsstandes wurde für die Bearbeitung der Forschungsfrage „Führen osteopathische Behandlungstechniken bei Kindern und Jugendlichen mit Asthma bronchiale zu einer Verbesserung der Ausatmung?" eine systematische Übersichtsarbeit gewählt.

4.2 Recherchedurchführung

Für die Zugänglichkeit und Prüfbarkeit von Wissenschaftsvergleichen sind die vielfältigen zur Verfügung stehenden Datenbanken ein großer Fortschritt (vgl. Behrens & Langer, 2010a, S. 137).

Aufgrund der problemlosen Handhabbarkeit, der kostenfreien Nutzung sowie der medizinischen und therapeutischen Schwerpunkte wurde für diese Bachelorarbeit in der Datenbank Medline via PubMed (U.S. National Library of Medicine), PEDro (Physiotherapy Evidence Database) sowie in der Onlinebibliothek Osteopathic Research recherchiert.

Darüber hinaus erfolgte eine ausführliche Handsuche in der internationalen amerikanischen Zeitschrift „The Journal of the American Osteopathic Association" (JAOA) sowie in dem Studienkatalog der Akademie für Osteopathie (AFO). Für eine zusätzliche Informationssammlung wurden Lehrbücher zur Thematik Osteopathie, sowie Asthma bronchiale, Leitlinien der AWMF und die Internetsuchmaschine Google verwendet. Unter Berücksichtigung der folgenden Ein- und Ausschlusskriterien erstreckte sich der Suchzeitraum vom 01.12.2012 bis zum 01.02.2013. Zu den Einschlusskriterien zählten aufgrund der sprachlichen Problematik ausschließlich englische und deutsche publizierte Studien. Zusätzlich wurden nur Studien über Asthma bronchiale bezüglich osteopathischer Interventionsmaßnahmen eingeschlossen. Patienten über 18 Jahren wurden ausgeschlossen sowie alle Studien, die nicht den Einschlusskriterien entsprachen.

Es erfolgte eine Verknüpfung und Kombination der Suchbegriffe mit dem Boole'-schen Operator „AND".

Auf methodologische Suchfilter wurde für die Erzielung einer möglichst hohen Trefferzahl verzichtet (vgl. Behrens & Langer, 2010a, S. 148).

4.3 Studienauswertung

Nicht alle Forschungsstudien weisen eine hohe Qualität auf, sodass deren kritische Bewertung eine wichtige Rolle spielt (vgl. Behrens & Langer, 2010a, S. 155). Mithilfe der Beurteilungsbögen von Behrens und Langer, welche kostenlos zum Downloaden im Internet zu finden sind, konnten die gefundenen Studien kritisch bewertet werden. Trotz der unterschiedlichen Studientypen orientierte sich diese kritische Bewertung an dem Beurteilungsbogen einer Interventionsstudie (vgl. Behrens & Langer, 2010b)(siehe Anhang), um zu gewährleisten, dass alle Studien nach den gleichen Gesichtspunkten und den gleichen wichtigen Aspekten betrachtet wurden (vgl. Behrens & Langer, 2010a, S. 228). Dabei erfolgt die Einschätzung der Studienqualität in drei Abschnitten.

- Einschätzung der **Glaubwürdigkeit**: bezeichnet das Ausmaß, in welchem Verhältnis die Ergebnisse einer Studie die Realität widerspiegelt
- Einschätzung der **Aussagekraft**: betrachtet und interpretiert die erzielten Ergebnisse der Studie
- Einschätzung der **Anwendbarkeit**: überprüft die Übertragbarkeit der Ergebnisse auf die Realität

(vgl. Sieger, 2008, S. 50)

5. ERGEBNISSE

5.1 Ergebnisse der Literaturrecherche

Aus der formulierten Fragestellung ergaben sich die nachfolgenden Suchbegriffe.

Tabelle 1: Schlagwörter

Schlagwörter	Englische Übersetzung
Osteopathie	osteopathic treatment, osteopathic manual treatment, osteopathic manipulative therapy, osteopathic, osteopathic manipulative treatment,
Asthma	asthma, asthma children
Ventilationsstörungen	respiratory disorders

In den allgemeinen Datenbanken Medline via PubMed und PEDro sowie in der speziellen Datenbank Osteopathic Research wurde unter Verwendung komplexer Suchstrategien und unter Berücksichtigung der unterschiedlich gebrauchten Begriffe die in Tabelle 2 dargestellten Suchergebnisse erzielt (vgl. Behrens & Langer, 2010a, S. 272). Die fett markierten Zahlen geben die potenziellen relevanten Studien an.

Tabelle 2: Suchergebnisse

Suchbegriffe	PubMed	PEDro	Osteopathic Research
asthma children	38017	231	**2**
osteopathic	7025	75	847
osteopathic manipulative treatment	766	42	10
osteopathic manipulative therapy	747	21	1
osteopathic treatment	2714	68	347
osteopathic manual treatment	**148**	**23**	**4**
osteopathic treatment AND respiratory disorders	**20**	0	0
osteopathic treatment AND asthma	**46**	**3**	0
osteopathic manipulative therapy AND asthma	**17**	**2**	0
osteopathic manual treatment AND asthma	**6**	**2**	0
osteopathic AND asthma children	**14**	**2**	0
osteopathic manipulative therapy AND asthma children	**7**	0	0

Unter Verwendung erweiterter Suchstrategien erfolgte eine ausführliche Handsuche in der amerikanischen Zeitschrift „The Journal of the American Osteopathic Association" (JAOA). Die Eingabe der Schlagwortkombinationen in den Titel oder Abstract ergaben die in Tabelle 3 aufgezeigten Suchergebnisse.

Tabelle 3: Suchergebnisse in JAOA

Schlagwortkombinationen	JAOA
osteopathic treatment AND respiratory disorders AND asthma	0
osteopathic treatment AND asthma	5
osteopathic manipulative therapy AND asthma	1
osteopathic AND asthma children	1
osteopathic manipulative therapy AND asthma children	0

In dem Studienkatalog der Akademie für Osteopathie (AFO) wurden alle 153 Studien im Titel oder Abstract gelesen. Für die Beantwortung der Frage konnte eine relevante Studie gefunden werden. Nach einem persönlichen Kontakt erfolgte eine direkte kostenpflichtige Bestellung der Studie über die Akademie.

Insbesondere für das Auffinden von Leitlinien bezüglich des Asthmas bronchiale sowie pädiatrischer Fachliteratur und internationaler osteopathischer Organisationen konnte das Internet genutzt werden.

Wegen der Unüberschaubarkeit und der Schwierigkeit in der kritischen Bewertung der gefundenen Informationen wurde die Internetsuchmaschine „Google" nur als zusätzliche Informationsquelle genutzt (vgl. Behrens & Langer, 2010a, S. 134).

Abbildung 2 erhält ein Flowchart für eine übersichtliche Darstellung der Suchergebnisse.

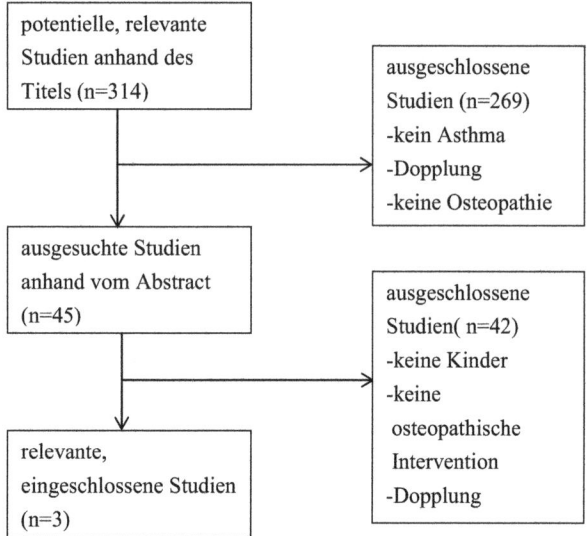

Insgesamt konnte für die Beantwortung der Frage „Führen osteopathische Behandlungstechniken bei Kindern und Jugendlichen mit Asthma bronchiale zu einer Verbesserung der Ausatmung?" drei Studien eingeschlossen werden:

- **„Einfluss der osteopathischen Behandlung auf die Lebensqualität von Kindern und Jugendlichen mit Asthma"** (Berning & Hagoort; 2011)
- **„Der Einfluss der osteopathischen Behandlung auf die respiratorische Leistung bei Kindern mit Asthma bronchiale"** (Schäfer; 2009)
- **„Effects of Osteopathic Manipulative Treatment on Pediatric Patients With Asthma: A Randomized Controlled Trial"** (Guiney, Chou, Vianna & Lovenheim; 2005)

5.2 Ergebnisse der Datenauswertung

Studie 1: „Einfluss der osteopathischen Behandlung auf die Lebensqualität von Kindern und Jugendlichen mit Asthma" (Berning & Hagoort; 2011)

Die oben genannte deutsch-schweizerische Studie untersuchte mithilfe des validierten Fragebogens „Pediatric Asthma Quality of Life Questionnaire (PAQLQ)" den Einfluss osteopathischer Behandlungen auf die Lebensqualität bei Kindern und Jugendlichen mit Asthma bronchiale.

Ergänzend wurden Daten bezüglich der Lungenfunktionswerte, der Bedarfsmedikation, der nächtlichen Beschwerden und der Reflux-Symptomatik erfasst und analysiert.

Design: Mithilfe eines behandelnden Arztes unterlagen die eingeschlossenen Patienten schon längere Zeit vor Studienbeginn einer Standardtherapie und wiesen eine konstante Symptomatik auf, sodass Berning & Hagoort ihre Studie als klinische, nicht randomisierte Beobachtungsstudie in einem „Waiting-List-Design" durchführen konnten. Dabei wurde eine vierwöchige Wartezeit (Kontrollzeit) mit einer achtwöchigen Interventionszeit verglichen (Berning & Hagoort, 2011, S. 9).

Stichprobe: Durch eine schriftliche Information über Fach-, Kinder- und Allgemeinärzte, einen Aushang in privaten Praxen sowie nach einer Überprüfung der Ein- und Ausschlusskriterien konnten zu Beginn der Studie (Zeitpunkt = T1) 37 Probanden gewonnen werden. Nach der zweiten Datenerhebung (T2) am Ende der Wartephase standen aufgrund von zwei Abbrüchen noch 35 Patienten zur Verfügung. Als Gründe für den Ausfall nannten die Untersucher einen Zeitmangel der Mutter und eine Medikationsänderung eines Patienten (vgl. Berning & Hagoort, 2011, S. 61).

In der Interventionszeit wurde die Studie aus Dessinteresse von einem weiteren Patienten abgebrochen, sodass insgesamt für die statistische Auswertung 34 Probanden zur Verfügung standen. Die Daten der Studienaussteiger entfielen in der statistischen Auswertung.

Die Charakteristiken der Probanden zeigten keine signifikanten Unterschiede. Das Alter der Patienten lag zwischen 6 und 17 Jahren, davon nahmen 15 männliche und 19 weibliche Probanden an dieser Studie teil (vgl. Berning & Hagoort, 2011, S. 61).

Methode: Nach einer Genehmigung der Ethikkommission begann die Studie zunächst mit einer osteopathischen Konsultation (T1). In dieser wurde neben organisatorischen Dingen ein erster Behandlungstermin vereinbart. Ergänzend erfolgte durch den Osteopathen eine Überprüfung der Ein- und Ausschlusskriterien, eine Peak-flow-Messung und eine Größe- und Gewichtsmessung. Die erste Beantwortung des Fragebogens fand statt.

Nach der vierwöchigen Wartezeit erfolgte ein 2. Termin (T2). In diesem wurde der Patient individuell osteopathisch befundet und therapiert sowie der zweite Fragebogen ausgefüllt. Im Abstand von einer Woche fanden im Termin 3 (T3) und im Termin 4 (T4) wiederum eine osteopathische Behandlung und Anamnese statt. Im Abstand von zwei Wochen folgten die Termine 5 (T5) und 6 (T6) mit der gleichen Vorgehensweise wie in den Terminen zuvor. Zwei Wochen nach der letzten Behandlung wurde ein abschließender Peak-flow-Wert gemessen und ein dritter Fragebogen ausgefüllt.

Zur Ermittlung eventueller anhaltender Effekte wurde 4 Wochen nach den abschließenden Messungen ein Termin 8 (T8) vereinbart und man erhob wiederum Daten aus der Peak-flow-Messung und dem vierten Fragebogen (Follow-up 1). Für die Erfassung langfristiger Effekte fand ein abschließender Termin (T9) statt. Erneut erfolgten eine Erhebung der Peak-flow-Werte und das Ausfüllen des letzten Fragebogens (Follow-up 2) (vgl. Berning & Hagoort; 2011, S. 60).

Die Datenauswertung wurde mithilfe eines statistischen Computerprogramms durchgeführt.

Studie 2: „Der Einfluss der osteopathischen Behandlung auf die respiratorische Leistung bei Kindern mit Asthma bronchiale" (Schäfer; 2009)

Die vorliegende deutsche Studie hatte zum Ziel, die kurzfristigen und langfristigen Effekte osteopathischer Behandlungen bei Kindern während einer Asthmaexazerbation (Asthmaanfall) auf die respiratorische Leistung und auf das Befinden aufzuzeigen.

Studiendesign: Für die Datenerhebung wählte Schäfer eine nicht-randomisierte, nicht-blinde, prospektive klinische Fallstudie. Da die Probanden durch geschulte Arzthelfer in einem Ad-hoc-Verfahren einer Interventionsgruppe sowie einer Kontrollgruppe zugeteilt wurden, ist das gewählte Design mit einer kontrollierten klinischen Fallstudie vergleichbar (vgl. Behrens & Langer, 2010a, S. 193).

Stichprobe: In der Zusammenarbeit mit einer Jugendarztpraxis wurden zunächst 40 Patienten aus der Patientenkartei über die Studie schriftlich informiert. Nach einer sorgfältigen Überprüfung der Ein- und Ausschlusskriterien sowie einer Aufklärung der Eltern bezüglich ethischer und juristischer Gesichtspunkte konnten in einem Rekrutierungszeitraum von neun Monaten für die Untersuchung neun – ungewollt ausschließlich männliche – Probanden zwischen drei und zwölf Jahren gewonnen werden. Die errechnete Fallzahl von 36 Probanden wurde nicht erreicht (vgl. Schäfer, 2009, S. 54). Die Zuteilung von fünf Kindern (56%) in die Interventionsgruppe (IG) und vier (44%) Kindern in die Kontrollgruppe (KG) erfolgte entsprechend der Reihenfolge ihrer Aufnahme in die Arztpraxis. Der Patient erhielt entweder eine gerade oder ungerade Seriennummer, welche die Verteilung der Probanden bestimmte (vgl. Schäfer, 2009, S. 56).

Beide Gruppen wiesen bezüglich des Asthmaschweregrades, der Begleiterkrankungen und der disponierenden Faktoren Ähnlichkeiten auf.

Methode: Aus angegebenen Kostengründen verwendete Schäfer für die Datenermittlung die Pulsoxymetrie. Damit wurden die Sauerstoffsättigung und die Herzfrequenz erfasst. Mittels Spirometrie erfolgte die Erhebung des exspiratorischen Spitzenflusses, auch Peak Exspiratory Flow (PEF) genannt.

Die zur Teilnahme eingeschlossenen Kinder, sowohl in der Interventionsgruppe wie auch in der Kontrollgruppe, wurden zunächst ausführlich körperlich untersucht und medikamentös versorgt. Vor der Medikation erfolgte eine Erhebung der Sauerstoffsättigung (pO^2), der Herzfrequenz und eine Ermittlung des exspiratorischen Spitzenflusses (PEF) mittels Peak-flow-Meter. Innerhalb von 24 Stunden wurden dann die Kinder in der Interventionsgruppe 40 Minuten individuell osteopathisch befundet und behandelt. Im Anschluss fand eine wiederholte Datenerhebung der PEF-Werte, der Sauerstoffsättigung und der Herzfrequenz statt. An den darauf folgenden zwei Tagen wurden die Kinder in gleicher individueller Art und Weise osteopathisch therapiert und es wurden weitere PEF-Messdaten vor und nach der Behandlung erhoben. Bei den Probanden in der Kontrollgruppe erfolgte keine Therapie (vgl. Schäfer, 2009, S. 56).

Für die Ermittlung des Krankheitsverlaufes dokumentierten die Probanden beziehungsweise deren Eltern sowohl in der Interventionsgruppe wie auch in der Kontrollgruppe 21 Tage zweimal täglich ihre PEF-Werte.

Um die subjektive Einschätzung des Gesundheitszustandes nicht außer Acht zu lassen, füllte ein Elternteil am 1. und am 21. Tag den validierten KINDL®-Fragebogen aus.

Studie 3: „Effects of Osteopathic Manipulative Treatment on Pediatric Patients With Asthma: A Randomized Controlled Trial"

(Guiney, Chou, Vianna & Lovenheim; 2005)

Die amerikanische Studie von Guiney, Chou, Vianna & Lovenheim (2005) hatte zum Ziel, die Auswirkungen osteopathischer Behandlungen bei pädiatrischen Patienten mit Asthma bronchiale zu evaluieren.

Design: Um die Validität dieser Studie zu erhöhen, wurde zur Datenerhebung eine randomisierte, kontrollierte Studie durchgeführt.

Stichprobe: Die Datenermittlung fand in einem Zeitraum von zwei Jahren statt (1997 – 1999). Alle Teilnehmer wurden von der pädiatrischen Asthma-Klinik „Peninsula Hospital Center in Far Rockaway, NY" geworben. Nach der Überprüfung der Ein- und Ausschlusskriterien konnten 140 Probanden im Alter von 5 bis 17 Jahren für die Teilnahme gewonnen werden.

Nach einer Randomisierung im Verhältnis von 2:1, aufgrund eingeschränkter verfügbarer Ressourcen, zählten 90 Patienten zur Interventionsgruppe und 50 Patienten zur Kontrollgruppe.

Das mittlere Alter in den angegebenen Basischarakteristiken betrug in beiden Gruppen 11,2 Jahre. Der Anteil der männlichen Probanden war in der Interventionsgruppe wie auch in der Kontrollgruppe deutlich höher (80 = IG und 36 = KG). Keiner der 140 eingeschlossenen Teilnehmer brach die Studie ab, somit konnten alle erhobenen Daten für die statistische Auswertung genutzt werden.

Methode: Zu Studienbeginn erfolgten für alle Probanden eine ärztliche Befunderhebung sowie eine körperliche Untersuchung. Die Kinder wie auch die Eltern wurden über die Gruppenzugehörigkeit nicht informiert (einfache Verblindung).

In der Interventionsgruppe (IG=90) erfolgte die osteopathische manipulative Behandlung durch osteopathische Ärzte. Die durchgeführten Behandlungtechniken sowie die Fortschritte der pädiatrischen Patienten dokumentierten die Ärzte in einem standardisierten Protokoll.

In der Kontrollgruppe (KG=50) führten die Behandlungsmaßnahmen allopathische Ärzte durch. Für die Scheinbehandlung verwendeten diese ähnliche therapeutische Berührungen. In beiden Gruppen fanden vor und nach einer Behandlung drei Peak-flow-Messungen statt. Der beste Wert wurde dokumentiert. Die Datenauswertung erfolgte mithilfe statistischer Softwareprogramme.

5.3 Ergebnisse der Studien

Zur Beantwortung der Frage, ob osteopathische Behandlungstechniken bei Kindern und Jugendlichen mit Asthma bronchiale zu einer Verbesserung der Ausatmung führen, werden im Folgenden nur die relevanten Studienergebnisse dargestellt. Die zusätzlichen Resultate der jeweiligen Studien können der Tabelle 4 entnommen werden.

Die Studie von **Guiney, Chou, Vianna & Lovenheim (2005)** untersuchte die Effekte osteopathischer Behandlungstechniken bei pädiatrischen Patienten mit Asthma bronchiale. Aufgrund einer signifikanten Verbesserung der Lungenfunktion von 7 l/min auf 9 l/min konnten die Forscher im Hinblick auf die Ausatmung nachweisen, dass Osteopathie als Therapiemaßnahme bei asthmatischen Kindern effektiv wirkt.

Zu demselben Ergebnis kamen auch **Berning & Hagoort (2011)**. Neben der Lebensqualität analysierten sie die Auswirkungen der Osteopathie auf die Lungenfunktion. Zu diesem Zweck wurden Daten einer vierwöchigen Wartephase mit den Daten einer achtwöchigen Interventionsphase gesammelt und analysiert.

Dabei zeigte sich zum Beginn der Wartezeit (T1) ein mittlerer PEF-Wert von 270,3 l/min. Der am Ende der Wartezeit (T2) beobachtete mittlere PEF-Wert von 264,1 l/m entsprach zunächst einer Verschlechterung um 2,3 %. Im Vergleich zum letzten Behandlungstag (T7) stieg der Wert auf 312,9 l/min, was einer Verbesserung der PEF-Werte um 18,5 % gleichkam (vgl. Berning & Hagoort, 2011, S.62-63). Somit konnten Berning & Hagoort in der direkten Gegenüberstellung von Warte- und Behandlungszeit eine höchst signifikante Veränderung ($p < 0,001$) der PEF-Werte aufzeigen und schlussfolgern, dass osteopathische Behandlungstechniken zu einer Verbesserung der Ausatmung führen.

Für die Auswirkungen osteopathischer Behandlungstechniken während eines Asthmaanfalles auf die Lungenfunktion zeigten die PEF-Werte der Probanden in der Studie von **Schäfer (2009)** direkt nach der Behandlung keine signifikante Veränderung. Im Verlauf von drei Behandlungstagen konnte jedoch eine Verbesserung dieser Werte in der Interventionsgruppe sowie in der Kontrollgruppe beobachtet werden. Innerhalb der 21 interventionsfreien Tage zeigte sich eine signifikante Steigerung der PEF-Werte in beiden Gruppen. Somit konnte Schäfer eine Verbesserung der Lungenfunktion im Hinblick auf die Ausatmung nachweisen, allerdings war diese nicht unmittelbar auf die osteopathische Intervention zurückzuführen (vgl. Schäfer, 2009, S. 66).

Tabelle 4: Zusammenfassung der Studienergebnisse

Ergebnisse	Berning & Hagoort (2011)	Schäfer (2009)	Guiney, Chou, Vianna & Lovenheim (2005)
PEF	-höchst signifikante Verbesserung p< 0,001 zwischen T1 und T2 -Verbesserung des PEF-Wertes um 18,5 %	-keine signifikante Veränderung nach Behandlung -signifikante Steigerung nach 3 Wochen, aber kein Unterschied zwischen IG und KG	-signifikante Verbesserung von 7 l/min auf 9 l/min
pO_2	/	unmittelbar nach Behandlung signifikante Verbesserung p=0,044	/
Lebensqualität	- höchst signifikante Verbesserung zwischen T1 und T2 p< 0,001 -totale Steigerung um 24,1 %	-Steigerung der Lebensqualität in der IG, aber nicht signifikant gegenüber der KG	/
Einschränkung beim Sport	/	Dauer der Einschränkung kürzer in der IG, grenzwertig signifikant p=0,056	/
Medikation	totale Verbesserung um 70,5 %	/	/
Reflux-Symptomatik	totale Verbesserung um 27,6 %	/	/
Nächtliche Symptomatik	totale Verbesserung um 75,4 %	fast signifikant p=0,074	/

6. DISKUSSION

6.1 Diskussion der Studienergebnisse

In dieser Bachelorarbeit wurde versucht, eine Antwort auf die Fragestellung zu finden, ob osteopathische Behandlungstechniken bei Kindern und Jugendlichen mit Asthma bronchiale zu einer Verbesserung der Ausatmung führen.

Alle für die Beantwortung verwendeten Studien hatten primär oder sekundär zum Ziel, die Effektivität der Osteopathie in Bezug auf die Atemleistung asthmatischer pädiatrischer Patienten nachzuweisen.

Dabei verzeichneten die Studie von Guiney, Chou, Vianna & Lovenheim (2005) sowie die Studie von Berning & Hagoort (2011) positive Effekte hinsichtlich einer Verbesserung der Ausatmung (Exspiration).

In der Untersuchung von Schäfer konnte eine Verbesserung der exspiratorischen Leistung beobachtet werden. Allerdings unterschied sich diese nicht zur Kontrollgruppe.

In der **Einschätzung der Glaubwürdigkeit** war die randomisierte, kontrollierte Studie (RCT) von Guiney, Chou, Vianna & Lovenheim (2005) nur bedingt überzeugend.

Zwar können bei einer RCT, durch Randomisierung und Verblindung, bei sachgerechter Umsetzung systematische Fehler (Bias) vermieden und die Ergebnisse tatsächlich auf die Intervention zurückgeführt werden (vgl. Behrens & Langer, 2010a, S. 192), jedoch erfolgte keine notwendige, detaillierte Beschreibung.

Somit bleibt ungeklärt, ob die Zuteilung tatsächlich per Zufall oder vorhersehbar erfolgte (vgl. Behrens und Langer, 2010a, S. 214). Dementsprechend kann nicht ausgeschlossen werden, dass alle bekannten und unbekannten Einflüsse gleichmäßig auf beide Gruppen verteilt wurden, sodass die Ergebnisse unter Vorbehalt betrachtet werden müssen.

Zugleich fanden sich keine Hinweise auf eine verdeckte Zuteilung, wodurch die Gefahr einer Überschätzung des Behandlungseffektes besteht (vgl. Behrens & Langer, 2010a, S. 217).

Durch die Verblindung der Probanden und der Eltern in der Interventionsgruppe konnte ein Placebo-Effekt minimiert werden. Jedoch wussten die Ärzte sowie die Forscher, welche Personen der Interventions- sowie der Kontrollgruppe zugeordnet wurden.

Somit können die Ergebnisse ebenfalls durch einen Selektions-Bias verzerrt werden (vgl. Behrens & Langer, 2010a, S. 217).

Insbesondere bei Interventionen ist eine Verblindung des Behandelnden praktisch nicht möglich, dennoch hätten die Untersucher bei der Beurteilung der Ergebnisse verblindet werden können, um einen Rosenthal-Effekt zu vermeiden (vgl. Behrens & Langer, 2010a, S. 230).

Ebenso kritisch zu betrachten ist, dass in einer Interventionszeit von zwei Jahren kein einziger Abbruch erfolgte und somit alle Daten (n=140) für die Auswertung genutzt werden konnten. Zudem sind die PEF-Werte vor der Behandlung in der Interventionsgruppe auffällig. Im Vergleich zur Kontrollgruppe sind die mittleren Anfangswerte bedeutend höher (IG=347 l/min, KG=319 l/min). Diese unterschiedlichen Werte zum Beginn der Studie könnten die Ergebnisse beeinflusst haben (vgl. Behrens & Langer, 2010a, S. 230).

Auch kann keine eindeutige Aussage getroffen werden, ob die Untersuchungsgruppen abgesehen von der Intervention gleich behandelt wurden, da sich keine Informationen in der Studie über die medikamentöse Therapie der Probanden finden lassen.

Die Studie von Berning & Hagoort (2011) scheint in der Einschätzung der Glaubwürdigkeit überzeugender.

Zwar hat eine Beobachtungsstudie den Nachteil, dass Randomisierung sowie Verblindung fehlen und dadurch unbeobachtete Einflüsse durch systematische Unterschiede in der Zusammensetzung der Untersuchungsgruppen (Confounder) sowie systematische Unterschiede in den Untersuchungsbedingungen eine Verzerrung der Ergebnisse zur Folge haben (vgl. Behrens & Langer, 2010a, S. 198), jedoch waren die Untersucher bemüht, die notwendigen Details für die Einschätzung der Glaubwürdigkeit zu liefern. So wurde die Ausfallrate ausreichend beschrieben und begründet und nur Patienten mit einer konstanten Symptomatik in die Untersuchung eingeschlossen, um den Einfluss der medikamentösen Maßnahmen zu minimieren und einen Effekt der osteopathischen Behandlung festzustellen. Veränderungen in der Medikation zählten zu den Protokollverletzungen, welche zum Abbruch der Studie und zum Ausschluss der Daten in die statistische Auswertung führten.

Denselben Nachteil in Bezug auf die Wahl des Designs hatte auch die Untersuchung von Schäfer (2009). Jedoch zeigten sich in dieser Studie keine Unterschiede in der Verbesserung der Exspiration zwischen Behandlungs- und Kontrollgruppe. Hätte Schäfer ein signifikantes Ergebnis bezüglich der Ausatmung durch osteopathischer Behandlungstechniken in der Interventionsgruppe beobachten können, wären diese Ergebnisse ebenfalls kritisch zu betrachten.

Zudem erfolgte die Einordnung der Teilnehmer in die Behandlungsgruppe sowie in die Kontrollgruppe nach der Reihenfolge ihrer Aufnahme in die Arztpraxis. Dieses Prozedere ist unvorteilhaft. Die somit vorhersehbare sowie unverdeckte Zuteilung kann zu einer Überschätzung des Therapieeffektes führen (vgl. Behrens & Langer, 2010a, S. 217).

Schäfer konnte für ihre Studie ausschließlich männliche Probanden gewinnen, wobei die Verteilung der Schweregrade und des Alters keine signifikanten Unterschiede zur Vergleichsgruppe aufwiesen, jedoch war die Stichprobengröße von neun Probanden zu gering gewählt, um einen glaubwürdigen Therapieeffekt nachweisen zu können. Auch das Fehlen einer Scheinbehandlung in der Kontrollgruppe kann einen Placebo-Effekt der Interventionsgruppe zur Folge haben.

Die medikamentöse Behandlung der Probanden erfolgte, wie in der Studie von Berning & Hagoort, nach den Vorgaben der nationalen Leitlinie AWMF.

Beachtet werden muss, dass sich die Kinder in der Untersuchung in einem akuten Stadium der Erkrankung befanden und die Verbesserung der respiratorischen Leistung in beiden Gruppen mit höchster Wahrscheinlichkeit auf die unmittelbare zuvor erfolgte medikamentöse Therapie zurückzuführen ist.

In der **Einschätzung der Aussagekraft** war die Studie von Schäfer bedingt überzeugend. Trotz einer Berechnung der p-Werte waren die Ergebnisse durch die verschiedenen Messvariablen sehr umfangreich und schwer einzuordnen. Ebenso konnten durch das Fehlen der Konfidenzintervalle die Genauigkeit der Ergebnisse nicht beurteilt und aufgrund fehlender Untersuchungen bezüglich osteopathischer Interventionen während eines Asthmaanfalles die Ergebnisse mit anderen Untersuchungen nicht verglichen werden.

Auch die Studie von Guiney, Chou, Vianna & Lovenheim konnte in der Glaubwürdigkeit der Aussagekraft nicht überzeugen. Für einen Vergleich der Unterschiede in den Messungen der PEF-Werte vor und nach einer Behandlung wurden ein t-Wert sowie eine Konfidenzniveau berechnet, jedoch fehlen weitere wichtige Kenngrößen (p-Wert, RR, RRR und ARR), sodass sich eine Einschätzung der Ergebnisse als schwierig erwies.

Für die Einschätzung der Aussagekraft erschien die Beobachtungsstudie von Berning & Hagoort glaubwürdig. Der Behandlungseffekt wurde durch die Angaben der Kenngrößen Mittelwert und Standardabweichung untermauert. Für die Einschätzung der statistischen Signifikanz erfolgten eine p-Wert-Berechnung sowie für die Präzisierung eine Angabe der Konfidenzintervalle. Die Ergebnisse der PEF-Werte im zeitlichen und inhaltlichen Vergleich wurden mithilfe eines Säulendiagrammes strukturiert und nachvollziehbar dargestellt.

Ein weiterer limitierender Faktor für die Einschätzung der Aussagekraft in allen drei Studien liegt in der Datenerhebung durch den Peak-flow-Meter. Dieses Messinstrument ist zwar preisgünstig, aber in der Anwendung subjektiv geprägt, geräteabhängig und auch manipulierbar.

Bei der Studie von Berning & Hagoort ist positiv zu betrachten, dass die Untersucher die Abhängigkeit der Peak-flow-Messung von der Körpergröße in dem halbjährlichen Studienzeitraum berücksichtigten. Dies ist in der randomisierten kontrollierten Studie von zwei Jahren nicht der Fall, sodass die signifikanten Ergebnisse wiederum unter Vorbehalt betrachtet werden müssen.

Für die **Einschätzung der Anwendbarkeit** ist in allen drei Studien der limitierende Faktor die osteopathische Intervention, denn diese ist abhängig von dem subjektiven Befund des Behandelnden sowie von den individuellen Dysfunktionen der Probanden. Somit ist die Übertragbarkeit der Ergebnisse in Bezug auf die Reproduzierbarkeit in die Praxis schwierig.

Allerdings können die befundeten Dysfunktionen einen Hinweis auf die therapierten Bereiche geben. So zeigten sich in der Studie von Schäfer Funktionsstörungen in den Bereichen der oberen Brustwirbelsäule, der Halswirbelsäule, der ersten Rippe, des Schlüsselbeines und des Brustbeines.

In der Studie von Berning & Hagoort konnten Dysfunktionen im Oesophagus, in den Schädelknochen, in der Halswirbelsäule und der Brustwirbelsäule diagnostiziert werden. Guiney, Chou, Vianna & Lovenheim identifizierten Funktionsstörungen in den Bereichen der Rippen und Brustwirbelsäule.

Es wird ersichtlich, dass die therapierten Bereiche (Halswirbelsäule, Rippen Brustwirbelsäule) in den drei Studien Ähnlichkeiten aufweisen. Der Unterschied liegt allerdings in der Behandlungsdauer sowie in den Behandlungsintervallen.

Dabei wurden in der Studie von Schäfer, in einem Interventionszeitraum von drei Tagen, drei osteopathische Behandlungen durchgeführt. Die Anzahl von fünf Behandlungen bei Berning & Hagoort erfolgte in den ersten drei Terminen wöchentlich, die letzten zwei Behandlungen im Abstand von je zwei Wochen und beruhten auf den persönlichen Erfahrungen der Untersucher. In der Studie von Guiney, Chou, Vianna & Lovenheim fehlen jegliche Angaben zur Behandlungsdauer sowie zum Behandlungsintervall. Somit ist diese Übertragbarkeit der Ergebnisse in die Praxis problematisch.

Zudem lassen die unterschiedlichen Ausbildungsrichtlinien Raum für Diskussionen.

6.2 Diskussion der Methode

Für eine erfolgreiche Literaturrecherche ist es notwendig, eine möglichst klare Forschungsfrage zu formulieren. Zu diesem Zweck wurde das folgende Pike-Schema verwendet (vgl. Behrens & Langer, 2010a, S. 125).

Pflegebedürftiger	- Kinder und Jugendliche mit Asthma bronchiale
Intervention	- Osteopathie, osteopathische Behandlungsmaßnahmen
Kontrollintervention	- Nullintervention
Ergebnismaß	- Verbesserung der Ausatmung (Lungenfunktion)

Die daraus abgeleiteten zentralen Schlüsselbegriffe konnten für die anschließende Recherche genutzt werden.

Die Trefferergebnisse der online zur Verfügung stehenden allgemeinen Datenbanken (Medline via PubMed und PEDro) waren für die Beantwortung der Fragenstellung unzureichend, sodass eine ausführliche Handsuche in speziellen Datenbanken (Osteopathic Research und JAOA) erfolgen musste.

Jedoch erwies sich diese Recherche durch die problematische Handhabbarkeit der Datenbanken als schwierig.

Ferner spielte der Kostenfaktor bei der Suche eine wichtige Rolle. Zwar wurde eine Studie mit einem finanziellen Aufwand über die Akademie für Osteopathie bestellt, jedoch auf eine Recherche in der kostenpflichtigen Datenbank Cinahl® verzichtet, obwohl diese Disziplinen der Alternativmedizin abdeckt (vgl. Behrens & Langer, 2010a, S. 142).

Somit kann nicht ausgeschlossen werden, dass relevante Literatur nicht gefunden oder sogar übersehen wurde.

7. FAZIT UND AUSBLICK

Zusammenfassend konnte gezeigt werden, dass in der randomisierten, kontrollierten Studie von Guiney, Chou, Vianna & Lovenheim (2005) sowie in der Beobachtungsstudie von Berning & Hagoort (2011) eine signifikante Verbesserung der Ausatmung zu beobachten war. Auch die Untersuchung von Schäfer (2009) zeigte eine positive Veränderung der Lungenfunktionswerte, allerdings konnten diese nicht eindeutig den durchgeführten Behandlungsmaßnahmen zugeordnet werden.

Aufgrund der unzureichenden Studienanzahl, der dargestellten Schwächen der einzelnen Untersuchungen sowie der nur zum Teil beobachteten signifikanten Ergebnisse kann keine allgemeingültige Aussage über den Therapieerfolg durch osteopathische Interventionen getroffen werden.

Infolgedessen ist die Beantwortung der Frage, ob osteopathische Behandlungstechniken bei Kindern und Jugendlichen mit Asthma bronchiale zu einer Verbesserung der Ausatmung führen, nur bedingt möglich.

In der Interpretation der Ergebnisse anders betrachtet, könnte die Osteopathie in der Akutphase des Asthmas bronchiale keinen Einfluss auf die Lungenfunktion haben, jedoch im Verlauf der Erkrankung eine signifikante Verbesserung der Ausatmung bewirken.

Diese denkbare Schlussfolgerung zeigt sich auch in den qualitativ erhobenen Daten. Konnte Schäfer in der dreiwöchigen Untersuchungszeit in den Bereichen Lebensqualität und Einschränkung beim Sport grenzwertige signifikante Ergebnisse erzielen, so beobachteten Berning & Hagoort in der halbjährlichen Untersuchungszeit neben der Medikation, nächtlichen Symptomatik signifikante Verbesserungen in dem Bereich der Lebensqualität. Somit könnte die Hypothese hinsichtlich einer positiven Wirkung mit ja beantwortet werden, allerdings nicht in einer Akutphase.

Also müssen die Ergebnisse aller beschriebenen Studien in der osteopathischen Therapie bei Kindern- und Jugendlichen mit Asthma bronchiale durch andere Untersuchungen untermauert werden, um eine allgemeingültige Aussage treffen zu können.

Insbesondere im Hinblick auf die Anerkennung und Professionalisierung der Osteopathie im Gesundheitswesen sowie in der Gesellschaft in Deutschland, bedarf es weiterer qualifizierter Studien.

Auch damit könnte die Wirksamkeit der Osteopathie bezüglich der externen sowie auch internen Evidence gestärkt und in den therapeutischen Entscheidungsprozess implementiert werden (vgl. Behrens & Langer, 2010a, S. 30).

LITERATURVERZEICHNIS

AWMF, Arbeitsgemeinschaft der Wissenschaftlichen Medizinischen Fachgesellschaften (2005). *Leitlinien der Gesellschaft für Pädiatrische Pneumologie.* http://www.reanitrain.de/notfalltraining/leitlinien/Notfaelle/paediatrische%20Notfaelle/ Asthma%20bronchiale/Asthma%20bronchiale.pdf [Stand: 22.02.2013]

AWMF, Arbeitsgemeinschaft der Wissenschaftlichen Medizinischen Fachgesellschaften (2011). *Nationale VersorgungsLeitlinie Asthma.* http://www.awmf.org/uploads/tx_szleitlinien/nvl-002l_S3_Asthma_lang_2011-07.pdf [Stand: 20.01.2013]

Akademie für Osteopathie (AFO). http://www.osteopathie-akademie.de/ [Stand: 22.01.2013]

BAO, Bundesarbeitsgemeinschaft Osteopathie e.V. & bvo, Bundesverband Osteopathie e.V. (2012). *Berufsbild Osteopath.* http://www.bv-osteopathie.de/up/datei/bvo_berufsbild_osteopath_120507.pdf [Stand: 24.02.2013]

Behrens, J. & Langer, G. (2010a). *Evidence – based Nursing and Caring. Methoden der Ethik der Pflegepraxis und Versorgungsforschung.* 3., überarbeitete und ergänzte Auflage. Bern: Huber.

Behrens, J. & Langer, G. (2010b). *Kritische Beurteilung einer Interventionsstudie.* http://www.medizin.uni-halle.de/fileadmin/Bereichsordner/Institute/Gesundheits Pflegewissenschaften/Hallesche_Beitr%C3%A4ge_und_EBN/Interventionsstudie.pdf [Stand: 27.02.2013]

Berdel, D. (2007). Medikamentöse Therapie von Asthma Bronchiale bei Kindern und Jugendlichen. In Lingner, H., Schultz F.-W. & Schwartz K. (Hrsg.), *Volkskrankheit Asthma/COPD. Bestandsaufnahme und Perspektiven* (S.331-248). Heidelberg: Springer.

Berning, F. & Hagoort, J. (2011). *Einfluss der osteopathischen Behandlung auf die Lebensqualität von Kindern und Jugendlichen mit Asthma.* http://www.osteopathie-akademie.de/diplom_chrono.html [Stand: 22.02.2013]

Buddecke, E. & Fischer, M. (1992). *Pathophysiologie. Pathobiochemie. Klinische Chemie.* Berlin: Walter de Gruyter.

Bültmann, A. (2012). *QuickStart. Osteopathie.* Stuttgart: Karl F. Haug.

BZgA, Bundeszentrale für gesundheitliche Aufklärung (2009). *Chronische Erkrankungen im Kindesalter. Ein gemeinsames Thema von Elternhaus, Kindertagesstätte und Schule.* http://www.schulberatung.bayern.de/imperia/md/content/schulberatung/pdfmuc/broschu eren/chronisch_kranke_broschuere_bzga_07.pdf [Stand: 22.02.2013]

BZgA, Bundeszentrale für gesundheitliche Aufklärung (2001). *Was hält den Mensch gesund? Antonovskys Modell der Salutogenese – Diskussionsstand und Stellenwert.* erweiterte Neuauflage. Band 6. Köln.

Guiney, P. A., Chou, R., Vianna, A. & Lovenheim, J. (2005). Effects of Osteopathic Manipulative Treatment on Pediatric Patients With Asthma: A Randomized Controlled Trial. http://www.jaoa.org/content/105/1/7.full.pdf+html [Stand: 11.01.1013]

Gillemot, B. & Newiger, C. (2002). *Osteopathie für Frauen.* Stuttgart: TRIAS.

Groenewold, M. (2006). *Alternative Verfahren in der Medizin – Kosten, Lebensqualität und Gesundheitsverhalten.* http://www.students.informatik.uni-luebeck.de/zhb/ediss250.pdf [Stand: 23.02.2013]

Gruber, W. (2004). Peak-Flow-Messung. In Rieger, C., von der Hardt, H., Sennhauser, F. H., Wahn, U. & Zach, M. (Hrsg.), *Pädiatrische Pneumologie* (S. 180-183;395-400). 2. Auflage. Berlin: Springer.

Hartmann, C. (2009). *Osteopathie. Teil I. A. T. Stills Medizinphilosophie.* https://www.jolandos-shop.de/tools/inhalt/999000157.pdf [Stand: 20.12.2012]

Hermanns, W. (2013). Geschichte der Osteopathie. In Langer, W. & Hebgen E. (Hrsg.), *Lehrbuch Osteopathie* (S.1-18). Stuttgart: Karl F. Haug.

Herrmanns, P. M., Filler, G. & Roscher, B. (2007). *IGeL 2008. Für Praxis und Klinik. Kommentar zu den IGeL-Leistungen. Mit den aktuellen Beschlüssen des Deutschen Ärztetages 2006.* 4., aktualisierte und erweiterte Auflage. Landsberg / Lech: ecomed Medizin.

JAOA. http://www.jaoa.org/ [Stand: 14.01.2013]

Jobst, D., Joost, S. & Ernst, E. (2012): Komplementärmedizin und Naturheilverfahren. In Kochen, M. M. (Hrsg.), *Allgemeinmedizin und Familienmedizin* (S.124-135). 4. Auflage. Stuttgart: Thieme.

Kleinmann, D. (2006). *Laufnebenwirkungen. Vom Ermüdungsbruch zum plötzlichen Herztod: Was können Sie dagegen tun?.* Köln: Deutscher-Ärzte-Verlag.

Könneker, H. & Reiter, U. (2010). *Osteopathie in der Kleintierpraxis.* Stuttgart: Sonntag.

Kyrer, A. & Populorum M. (2008). *Trends und Beschäftigungsfelder im Gesundheits- und Wellness- Tourismus.* Wien: LIT Verlag GmbH & Co KG.

Langer, W. (2013): Was ist Osteopathie? In Langer, W. & Hebgen E. (Hrsg.), *Lehrbuch Osteopathie* (S.19-32). Stuttgart: Karl F. Haug.

Licciardone, J. C., Brimhall, A. K. & King, L. N. (2005). Osteopathic manipulative treatment for low back pain: a systematic review and meta-analysis of randomized controlled trials. *BMC Musculoskelet Disord. 2005; 6: 43.* doi: 10.1186/1471-2474-6-43

Liem, T. (2010). *Kraniosakrale Osteopathie. Ein praktisches Lehrbuch.* 5., aktualisierte Auflage. Stuttgart: Hippokrates.

Liem, T. & Dobler T. K. (2013). *Checkliste. Kraniosakrale Osteopathie.* 2., unveränderte Auflage. Stuttgart: Karl F. Haug.

Maassen, A. (2011). *Checkliste. Parietale Osteopathie.* Stuttgart: Karl F. Haug.

Meert, G. F. (2003). *Das Becken aus osteopathischer Sicht. Funktionelle Zusammenhänge nach dem Tensegrity-Modell.* 1. Auflage. München: Urban & Fischer.

Müller, A. (2008). *Sanftes Heilen mit Osteopathie. Blockaden lösen, Schmerzen lindern.* Augsburg: Weltbild.

Newiger, C. (2005). *Osteopathie: Sanftes Heilen mit den Händen: Wie gezielte Berührungen Ihre Selbstheilungskräfte fördern: Im Überblick: Bei welchen Beschwerden Ihnen die Erfolgs-Methode hilft.* Stuttgart: TRIAS.

Newiger, C. & Beinborn, B. (2005). *Osteopathie. So hilft sie Ihrem Kind.* 2., ergänzte und aktualisierte Auflage. Stuttgart: TRIAS.

Osteopathic Research. http://www.osteopathic-research.com/ [Stand: 19.02.2013]

Pedro. http://www.pedro.org.au/ [Stand: 12.02.2013]

Preuße, J. & Roemer, M. (2010): Osteopathie. In Stadel, T., Schulte am Esch, J., Treede, R.-D., Schäfer, M. & Bardenheuer, H. J. (Hrsg.), *Schmerztherapie. Akutschmerz. Chronischer Schmerz. Palliativmedizin* (S.153-158). 2., vollständige und überarbeitete Auflage. Stuttgart: Thieme.

Preusker, U. K. (2010). *Lexikon des deutschen Gesundheitssystems.* 3., neu bearbeitete Auflage. Heidelberg: medhochzwei.

Richter P. & Hebgen E. (2011). Triggerpunkte und Muskelfunktionsketten in der Osteopathie und manuellen Therapie. 3., überarbeitete und erweiterte Auflage. Stuttgart: Karl F. Haug.

Resch, K.-L. (2007). *Gutachten zur Fragestellung „Osteopathie und Evidenz".* http://www.bundesaerztekammer.de/downloads/StellOVLiteraturgutachtenResch.pdf [Stand: 25.02.2013]

Schäfer, E.-M. (2009). *Der Einfluss der osteopathischen Behandlung auf die respiratorische Leistung bei Kindern mit Asthma bronchiale.* http://www.osteopathic-research.com/paper_pdf/SchaeferEva-Maria_2009_deutsch_engl.pdf [Stand: 13.01.2013]

Schmidt, M. (2013). Pneumologie. In Bob, A. & Bob, K. (Hrsg.), *Duale Reihe. Innere Medizin* (S.335-443). 3. Auflage. Stuttgart: Thieme.

Schmitt, S. (2008). *Anwendung alternativer und komplementärer Behandlungsmethoden (CAM) bei gesunden und chronisch kranken Kindern.* http://scidok.sulb.unisaarland.de/volltexte/2008/1776/pdf/Sarah_Schmitt_Dissertation. pdf [Stand:18.12.2012]

Sieger, M. (2008). Klinische Pflegeforschung. In Bäumer, R. & Maiwald, A. (Hrsg.), *Thiemes Onkologische Pflege* (S.45-78). Stuttgart: Thieme.

Spielberg, P. (2007). *Schul- und Komplementärmedizin. Miteinander statt nebeneinander.* http://www.aerzteblatt.de/archiv/57593/ Schul-und-Komplementaermedizin-Miteinander-statt-nebeneinander [Stand: 22.02.2013]

Spranger, H. & Hommel, H. (2009). *Erster Projektbericht 2009 aus der Skizze „Gesundheit in Lebensentwurf, Lebensplanung und Lebensstil" – ein Beitrag zur Regulativen Medizin. Medizinische Salutogenese, nachhaltige Gesundheitswissenschaften, Regulation und Kohärenz in Verstehbarkeit, Bedeutsamkeit und Handhabbarkeit. Projektbericht.* Norderstedt: GRIN.

Tempelhof, S. (2008). *Osteopathie.* München: Graefe und Unzer Verlag GmbH.

Teverovski, L. (2006). *Einblicke in unseren Körper. Wissenswertes über Krankheiten und deren Behandlungsmöglichkeiten.* Berlin: Books on Demand.

Zalpour, C. (2002). *Anatomie, Physiologie. Lehrbuch für Physiotherapie, Masseure/medizinische Bademeister und Sporttherapie.* München: Urban & Fischer.

ANHANG

Kritische Beurteilung der Beobachtungsstudie

Quelle: Berning & Hagoort; 2011

Forschungsfrage: **Studie 1: „Einfluss der osteopathischen Behandlung auf die**

Glaubwürdigkeit	
Wie wurden die Teilnehmer rekrutiert und den Untersuchungsgruppen zugeteilt?	Rekrutierung: ja – über Praxen und Kliniken Randomisierung: nein Zuteilung – nein
Wie viele Patienten, die anfangs in die Studie aufgenommen wurden, waren am Ende noch dabei?	zu Beginn der Studie 37 eingeschlossenen Teilnehmer, 3 Abbrüche, 34 Teilnehmer für die Auswertung am Studienende
Waren die Teilnehmer, das Personal und die Untersucher verblindet?	nein
Waren die Untersuchungsgruppen zu Beginn der Studie ähnlich?	ja
Wurden die Untersuchungsgruppen – abgesehen von der Intervention – gleich behandelt?	keine unterschiedliche Untersuchungsgruppen – Beobachtungsstudie
Wurden alle Teilnehmer in der per Randomisierung zugeteilten Gruppe bewertet?	nein – kein Randomisierung
War die Größe der Stichprobe ausreichend gewählt, um einen Effekt nachweisen zu können?	ja
Stehen die Ergebnisse im Einklang mit anderen Untersuchungen auf diesem Gebiet?	nein – derzeitig keine anderen Studien
Aussagekraft	
Wie ausgeprägt war der Behandlungseffekt?	keine Berechnung von RR,ARR Angabe von Mittelwert und Standardabweichung
Sind die unterschiedlichen Ergebnisse nicht nur auf einen Zufall zurückzuführen?	ja, p-Wert-Berechnung
Wie präzise sind die Ergebnisse?	Angaben von Konfidenzintervalle
Anwendbarkeit	
Sind die Ergebnisse auf meine Patienten übertragbar?	teilweise
Wurden alle für mich wichtigen Ergebnisse betrachtet?	ja – PEF-Wert
Ist der Nutzen die möglichen Risiken und Kosten wert?	ja

Kritische Beurteilung der nicht-randomisierten, nicht-blinden, prospektiven klinischen Fallstudie

Quelle: Schäfer; 2009

Forschungsfrage: **Studie 2: „Der Einfluss der osteopathischen Behandlung auf die respiratorische Leistung bei Kindern mit Asthma bronchiale"**

Glaubwürdigkeit	
Wie wurden die Teilnehmer rekrutiert und den Untersuchungsgruppen zugeteilt?	Rekrutierung: ja – über Jugendarztpraxis Randomisierung: nein Zuteilung – ja, Ad-hoc-Verfahren
Wie viele Patienten, die anfangs in die Studie aufgenommen wurden, waren am Ende noch dabei?	Die 9 eingeschlossenen Teilnehmer waren auch noch am Ende dabei
Waren die Teilnehmer, das Personal und die Untersucher verblindet?	nein
Waren die Untersuchungsgruppen zu Beginn der Studie ähnlich?	nein – nur männliche Probanden
Wurden die Untersuchungsgruppen – abgesehen von der Intervention – gleich behandelt?	ja
Wurden alle Teilnehmer in der per Randomisierung zugeteilten Gruppe bewertet?	nein – kein Randomisierung
War die Größe der Stichprobe ausreichend gewählt, um einen Effekt nachweisen zu können?	nein – Fallzahl nicht erreicht
Stehen die Ergebnisse im Einklang mit anderen Untersuchungen auf diesem Gebiet?	nein – derzeitig keine anderen Studien
Aussagekraft	
Wie ausgeprägt war der Behandlungseffekt?	keine Berechnung von RR,ARR Angabe von Mittelwert und Standardabweichung
Sind die unterschiedlichen Ergebnisse nicht nur auf einen Zufall zurückzuführen?	ja, p-Wert-Berechnung
Wie präzise sind die Ergebnisse?	keine Angaben von Konfidenzintervalle
Anwendbarkeit	
Sind die Ergebnisse auf meine Patienten übertragbar?	teilweise
Wurden alle für mich wichtigen Ergebnisse betrachtet?	ja – PEF-Wert
Ist der Nutzen die möglichen Risiken und Kosten wert?	ja

Kritische Beurteilung der randomisierten, kontrollierten Studie (RCT)

Quelle: Guiney, Chou, Vianna & Lovenheim (2005)

Forschungsfrage: **Studie 3: „Effects of Osteopathic Manipulative Treatment on Pediatric Patients With Asthma: A Randomized Controlled Trial"**

Glaubwürdigkeit	
Wie wurden die Teilnehmer rekrutiert und den Untersuchungsgruppen zugeteilt?	Rekrutierung: ja – über pädiatrischen Asthma – Klinik Randomisierung: ja – im Verhältnis 2:1 Zuteilung – keine Hinweise
Wie viele Patienten, die anfangs in die Studie aufgenommen wurden, waren am Ende noch dabei?	die 140 eingeschlossenen Teilnehmer waren am Ende der Studie noch dabei
Waren die Teilnehmer, das Personal und die Untersucher verblindet?	nein – nur die Teilnehmer und die Eltern, einfache Verblindung
Waren die Untersuchungsgruppen zu Beginn der Studie ähnlich?	nein – deutlich höherer Anteil der männlichen Probanden in beiden Gruppen
Wurden die Untersuchungsgruppen – abgesehen von der Intervention – gleich behandelt?	ja – gleiche Befunderhebung, gleiche Messungen
Wurden alle Teilnehmer in der per Randomisierung zugeteilten Gruppe bewertet?	ja
War die Größe der Stichprobe ausreichend gewählt, um einen Effekt nachweisen zu können?	ja
Stehen die Ergebnisse im Einklang mit anderen Untersuchungen auf diesem Gebiet?	nein – derzeitig keine anderen Studien
Aussagekraft	
Wie ausgeprägt war der Behandlungseffekt?	keine Berechnung von RR, ARR Mittelwert, Standardabweichung
Sind die unterschiedlichen Ergebnisse nicht nur auf einen Zufall zurückzuführen?	nicht bewertbar – keine p-Wert Berechnung
Wie präzise sind die Ergebnisse?	Angaben von einem Konfidenzniveau
Anwendbarkeit	
Sind die Ergebnisse auf meine Patienten übertragbar?	teilweise
Wurden alle für mich wichtigen Ergebnisse betrachtet?	ja – PEF-Wert
Ist der Nutzen die möglichen Risiken und Kosten wert?	ja